LE CROUP.

CONSEILS AUX MÈRES

PAR

M. A. FOLLET,

Docteur en Médecine de la Faculté de Paris, membre de l'Académie des Sciences, Agriculture, Commerce, Belles-Lettres et Arts du département de la Somme; membre de la Société médicale d'Amiens; ex-chirurgien militaire.

AMIENS,

TYPOGRAPHIE D'ALFRED CARON,

Rue des Trois-Cailloux, 54.

—

1852.

T d 92
63

92

T_d 63.

LE CROUP.

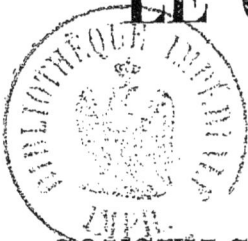

CONSEILS AUX MÈRES.

LE CROUP.

CONSEILS AUX MÈRES

PAR

M. A. FOLLET,

Docteur en Médecine de la Faculté de Paris, membre de l'Académie
des Sciences, Agriculture, Commerce, Belles-Lettres et Arts
du département de la Somme; membre de la Société médicale
d'Amiens; ex-chirurgien militaire.

AMIENS,

TYPOGRAPHIE D'ALFRED CARON,

Rue des Trois-Cailloux, 54.

1852.

SOMMAIRE.

LE CROUP.

CONSEILS AUX MÈRES.

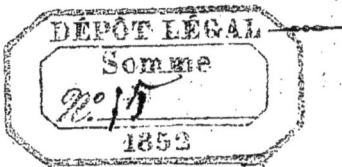

DÉPÔT LÉGAL
Somme
n° 15
1852

Je viens encore affronter la publicité. Je suis enhardi à le faire par les appréciations si bienveillantes de la presse médicale pour mes précédents opuscules, par les encouragements que m'ont prodigués de savants Collègues, et enfin, par l'accueil empressé du public..... Quand je dis du public, je parle en général, car il y a bien eu quelques exceptions. Je dois même dire ici que l'expérience du passé ne me laisse pas ignorer que je m'expose encore à des critiques peu bienveillantes de la part de ceux qui regardent toute publication, si consciencieuse et si modeste qu'elle soit, comme une réclame de charlatan et, par conséquent, comme une déclaration de guerre à leur adresse. Mais, en médecine, la négation d'une vérité ou l'affirmation d'une erreur, entraîne inévitablement des conséquences nuisibles et souvent irréparables; il est donc du devoir d'un médecin convaincu de hâter, dans la limite de ses forces, le triomphe de ce qu'il regarde comme une vérité. La peur des attaques malveillantes ou intéressées ne doit pas l'arrêter, pas plus que la crainte de recevoir quelques éclaboussures ne l'empêcherait de sauver un homme qui se noie. Soldat toujours en guerre contre la maladie, il doit mépriser les dangers quels qu'ils soient et de quelque côté qu'ils viennent.

Aujourd'hui c'est aux mères surtout que je m'adresse; non pas, à Dieu ne plaise! que je veuille leur apprendre la médecine : c'est une science trop complexe, trop dangereuse et trop pénible, et il y a déjà trop de ces docteurs en jupons qui vont colportant dans les familles leur fausse et mauvaise médecine de contrebande. Moi, je viens tout simplement leur indiquer un moyen simple, facile de reconnaître dès son apparition un mal terrible et qui, pourtant, débute d'une manière si bénigne, que leur sollicitude même est mise en défaut..... Je viens leur dire que cette affreuse maladie ne fait tant de ravages que parce que les premiers symptômes passent inaperçus et qu'alors on appelle le médecin trop tard..... Je viens leur assurer qu'il existe un remède *presque infaillible*, *à la condition qu'il soit appliqué dès le principe et avec énergie.*

Ce n'est pas d'aujourd'hui que datent mes convictions à ce sujet. A l'époque où le Croup sévissait à Amiens, j'eus occasion de voir quelquefois M. Trousseau. Il me développa la doctrine de M. Bretonneau sur cette maladie, il me la fit vérifier et, pour ainsi dire, toucher du doigt, et je fus convaincu que si tant d'enfants meurent du Croup, c'est que les secours sont tardifs ou insuffisants. J'adressai, en conséquence à l'Académie, une note dans laquelle j'appelai l'attention sur la période initiale du Croup et l'efficacité du traitement topique dans cette période. Fixé à Amiens depuis cette époque, je fus singulièrement étonné de voir que des convictions que j'avais puisées dans l'enseignement de maîtres illustres, vérifiées cent fois au lit des malades, étaient blâmées avec amertume et qu'on allait jusqu'à dire et même professer que les médecins qui prétendent guérir le Croup sont des ignorants ou des imposteurs ;—ignorants, qui confondent avec le Croup des maladies qui en diffèrent essentiellement,—imposteurs, qui savent bien que le Croup est une maladie presque nécessairement mortelle. En présence d'affirmations si positives, je me demandai s'il n'était pas possible que le génie épidémique imprimât au Croup d'Amiens des caractères qui le différencient du Croup des autres pays et je saisis avec empressement toutes les occasions

d'étudier cette fatale maladie. Elles ne me manquèrent pas.
Il est mort du Croup à Amiens :

En 1842	. . . . . .	38 enfants;
En 1843	. . . . .	178 —
En 1844	. . . . .	156 —
En 1845	. . . . .	55 —
En 1846	. . . . .	24 —
En 1847	. . . . .	18 —
En 1848	. . . . .	73 —
En 1849	. . . . .	156 —
En 1850	. . . . ,	63 —
En 1851	. . . . .	19
Total en dix ans	. . . .	760 —
Moyenne, chaque année	. . .	76 —

C'est donc, hélas ! une étude de tous les jours. Eh bien !
chacune de mes observations est venue corroborer des convictions que je voudrais faire partager à tout le monde.
C'est dans ce but que j'eus l'honneur de lire à l'Académie
une seconde note sur le même sujet. C'est dans ce but que
je me décide à publier cet opuscule, dans lequel je vais chercher à établir les deux propositions suivantes.

1re PROPOSITION. *Le Croup est une maladie dans laquelle
il existe deux périodes bien distinctes; la première (période
initiale, naso-pharyngienne) caractérisée par l'apparition de
fausses membranes blanchâtres dans les fosses nasales, sur les
amygdales, la luette, les piliers du voile du palais, pouvant
durer plusieurs jours et n'offrant que des symptômes peu graves,
qui passent souvent inaperçus; la deuxième (période secon-
daire, laryngienne) caractérisée par l'envahissement consécutif
de sfausses membranes dans le canal aérien, le larynx; d'où
résultent les symptômes graves, la suffocation, l'altération de
la voix, la toux croupale et une asphyxie promptement mortelle..*

L'existence de la période initiale naso-pharyngienne me paraît constante; je ne l'ai jamais vue manquer. Chaque fois que
j'ai été appelé pour un Croup confirmé, j'ai interrogé les
parents sur le début de la maladie et toujours les détails pui-
sés dans leurs souvenirs, m'ont prouvé que cette période avait
existé. Dans plusieurs cas, comme on le verra par les obser-

vations qui terminent ce mémoire, il m'a été donné de le
voir commencer assez tôt pour pouvoir la combattre avec
succès et dans des circonstances telles qu'elles ne pouvaient
me laisser aucun doute sur la nature de l'affection. Malheureuse-
ment le médecin est rarement appelé pendant cette période :
souvent elle passe complétement inaperçue, ou bien les
symptômes en paraissent si légers qu'on craindrait presque
le ridicule en réclamant son secours. Il ne vient pas à la
pensée qu'une si minime indisposition puisse être le début
d'une maladie aussi redoutable. On croit généralement que
le Croup débute brusquement d'une manière grave; il n'en
est rien. L'intensité des symptômes, quand ce sont vérita-
blement les symptômes du début, est, au contraire, d'un
pronostic favorable, car ce sont alors presque toujours les
symptômes du faux Croup. Bien souvent, quand le médecin
est éveillé la nuit pour un enfant pris subitement d'accès
de suffocation avec voix et toux croupale, il n'a affaire qu'à
une de ces angines striduleuses qui jettent l'alarme dans
les familles et font la réputation d'un médecin, parce qu'elles
guérissent presque à coup sûr et en quelques heures par
les vomitifs.

Telle n'est pas l'invasion du vrai Croup : celui-ci, au
contraire, débute *piano* et d'une manière presque latente.
Toute sa première période est bénigne et insidieuse : tantôt
de l'enchifrènement avec une petite toux, d'autres fois
un peu de salivation ou de difficulté à avaler, assez
souvent un léger gonflement des ganglions sous-maxillaires,
quelquefois enfin un simple malaise. Tels sont les seuls
symptômes apparents de ce mal qui va bientôt franchir la
glotte et se traduire alors par un effrayant *crescendo* de dé-
sordres. Heureusement, à ces symptômes si fugaces, si va-
riables et si peu caractéristiques, il s'en joint un autre qu'on
n'aperçoit, il est vrai, qu'autant qu'on le cherche, mais
qui est d'une bien plus grande valeur et que je regarde
comme providentiel tant il est constant, facile à apprécier,
et pathognomonique du Croup; je veux parler des fausses
membranes qui se développent primitivement dans les fosses
nasales, sur les amygdales, les piliers du palais et y restent
exclusivement confinées souvent pendant plusieurs jours
avant de descendre dans les voies aériennes. Les observations qui terminent ce mémoire me paraissent concluantes.

Il ne m'a pas été donné de faire l'autopsie des cas malheureux ; mais ce que les circonstances ne m'ont point permis de faire, d'autres l'ont fait, et toutes les autopsies pratiquées jusqu'ici prouvent que c'est bien dans le pharynx que naissent primitivement les fausses membranes, que c'est de là qu'elles partent pour gagner les voies respiratoires qu'elles n'envahissent que secondairement. C'est dans le pharynx, en effet, qu'on trouve toujours ces fausses membranes plus épaisses et dans un degré plus avancé de formation. En descendant dans les voies respiratoires, elles sont de moins en moins épaisses, de moins en moins résistantes, de moins en moins formées et leur portion inférieure n'est presque plus que du mucus. Leur date est donc écrite en caractères anatomiques bien lisibles, et ces caractères anatomiques nous montrent l'ancienneté de cette date croissant avec les degrés de la hauteur du tube membraneux. Eh bien ! ces faits ne prouvent-ils pas jusqu'à l'évidence que ces fausses membranes ne se sont pas développées simultanément, mais bien successivement et de haut en bas ? Comment donc, en présence de pareils faits, soutenir que le Croup débute ordinairement d'emblée dans le larynx ? Si cela a pu arriver quelquefois, puisqu'il y a des exceptions à toutes les règles, je suis convaincu que les cas de cette nature sont très-rares, et, quant à moi, je suis encore à la recherche du premier. A plus forte raison doit-il être encore plus rare que les fausses membranes se développent dans les voies respiratoires sans exister en même temps dans le pharynx. Sur 55 autopsies, Bretonneau ne l'a observé qu'une fois et, encore, est-il possible que les fausses membranes du pharynx étant les plus anciennes, aient été expulsées pendant la vie.

Pour moi, les fausses membranes du pharynx sont le symptôme essentiellement pathognomonique du Croup, à plus de titres que le râle crépitant pour la pneumonie ; et, quand elles manquent, il y a témérité à affirmer qu'un enfant a le Croup. Tous les autres symptômes, suffocation, toux croupale, voix aphone, peuvent exister sans Croup. Des abcès retro-pharyngiens (*Gazette médicale*, 1844), l'œdème de la glotte, des ulcérations du larynx, une simple inflammation de la muqueuse des cordes vocales, peuvent simuler le Croup au point de tromper d'éminents praticiens. Tout le monde sait que des célébrités médicales ont pratiqué la trachéotomie croyant avoir affaire au Croup, et l'opération et l'autopsie sont venues démontrer qu'il n'y avait de fausses membranes nulle part et, par conséquent, pas de Croup. Du reste, ce n'est pas d'aujourd'hui qu'on a affirmé que le Croup naissait et existait isolément dans le larynx. Dans la 24e observation de Bretonneau, le médecin qui avait donné des soins à l'enfant assurait avoir reconnu dans la matière de l'expectoration, des tuyaux membraneux et n'avoir découvert pendant la vie, *au fond du gosier, aucune concrétion pelliculaire,* et, à l'autopsie, on trouvait *les tonsilles enveloppées d'une fausse membrane épaisse, très-résistante,* etc. Dans sa 23e observation, un autre médecin qui avait assisté le petit malade, avait méconnu l'affection du pharynx, et, par un concours fortuit de quelques circonstances, il se trouvait présent à l'ouverture du cadavre qu'il ne put reconnaître parce qu'on eut soin de tenir la figure couverte du linceul. Il affirmait que *rien de semblable à l'inflammation couenneuse des tonsilles n'avait existé* chez un enfant de même âge qu'il venait de voir succomber au Croup épidémique, et cet enfant était précisément celui qu'il avait sous les yeux et *une concrétion membraniforme épaisse et consistante enveloppait les tonsilles.*

Les fausses membranes du pharynx, voilà le fait essentiel, capital de la pathologie du Croup et l'on ne saurait trop recommander de surveiller l'apparition de ce phénomène initial d'une maladie presque toujours mortelle quand elle n'est pas arrêtée dès le début. Je ne sais quel médecin a émis ce conseil, que quand, chez un adulte, on rencontre des phénomènes insolites et mal définis, il faut penser à certaine maladie de cet âge. Eh bien! MOI, JE DIS AUX MÈRES AVEC TROUSSEAU : QUAND VOTRE ENFANT EST SOUFFRANT, PENSEZ AU CROUP ET EXAMINEZ L'ARRIÈRE-BOUCHE. Avec un peu d'habitude, rien n'est plus facile. On place l'enfant en face d'une fenêtre bien éclairée, sur les genoux d'un aide qui maintient la tête et les mains ; on lui fait ouvrir la bouche (en pinçant le nez si cela est nécessaire), et, avec la spatule d'une cuiller, on abaisse fortement la langue, de manière à voir distinctement les piliers du voile du palais jusqu'en bas. Si l'indisposition de l'enfant dure plusieurs jours, on renouvelle cet examen chaque jour, et, tant que le pharynx ne présente rien d'anormal, on peut être tranquille, ce n'est pas le croup; si, au contraire, il s'y développe une ou plusieurs plaques blanches ou grisâtres, il faut appeler le médecin à l'instant même; car, en quelques heures, le mal peut devenir irrémédiable. Je sais bien qu'il pourra arriver qu'on ait affaire à une angine pultacée, mais un médecin tant soit peu éclairé, ne la confondra pas avec l'angine croupale. En effet, l'angine pultacée s'accompagne d'une forte fièvre, d'une respiration halitueuse, souvent de vomissements; elle marche presque toujours avec la scarlatine. Le début du Croup, au contraire, est à peine marqué et les enfants continuent à jouer et manger comme à l'ordinaire. Dans l'angine pultacée tout le pharynx est pris simultanément; dans le Croup, la fausse membrane part d'un point pour s'élargir et s'étendre comme une goutte d'huile. Dans l'angine pultacée, la surface du pharynx est rugueuse et la matière pultacée s'enlève en bouillie sur la spatule; dans l'angine croupale, c'est une membrane lisse, polie, résistante et qui ne s'enlève que par lambeaux. La confusion ne serait donc possible que pour les mères; mais encore une fois, je n'ai pas pour mission de leur apprendre la médecine. Tout ce que je veux, c'est qu'elles appellent promptement le médecin, et si ce n'est qu'une angine pultacée, il les rassurera et donnera à l'enfant des soins qui, sans être aussi impérieusement pressants que dans l'angine croupale, sont cependant très-nécessaires.

Après cette période trompeuse qui dure souvent plusieurs jours, la scène change brusquement d'aspect, et des phénomènes d'une haute gravité viennent démontrer que les fausses membranes ont franchi la fatale limite et pénétré dans le larynx. La voix et la toux prennent un timbre rauque, caractéristique, et ne tardent pas à s'éteindre. En même temps surviennent des accès de suffocation qui vont redoublant de force et de fréquence. Bientôt l'air n'arrive plus aux poumons du pauvre enfant qu'avec des efforts inouïs et en sifflant à travers le larynx obstrué, et c'est alors un spectacle désolant de voir un enfant encore plein de vie, se débattre et succomber sous les étreintes d'une irrémédiable asphyxie.

Quand la maladie est arrivée à cette fatale période, le doute n'est plus possible, tout le monde est d'accord sur la nature du mal, c'est bien le Croup; mais pour les symptômes du début, on fait des objections : ce que vous appelez, dit-on, la période initiale ce n'est pas le Croup, c'est une maladie qui en diffère essentiellement, c'est l'angine couenneuse. Je vois bien deux mots différents, mais ces deux mots caractérisent-ils deux choses différentes? Je ne le crois pas. Voyons, en effet, sur quoi repose cette distinction. Serait-ce sur la différence des symptômes? Mais dans une foule de maladies, les symptômes de la période de début diffèrent complètement des symptômes de la période d'état; et puis, de ce que l'identité symptomatologique prouve l'identité pathologique, il ne s'ensuit nullement que la dissemblance dans les phénomènes morbides soit le fait d'une différence essentielle, radicale. La phénoménisation d'une maladie, en effet, varie selon la période et aussi selon l'organe attaqué. La pustule maligne, par exemple, n'est d'abord qu'un point imperceptible, une maladie toute locale; plus tard, c'est un empoisonnement général; mais c'est toujours la pustule maligne. L'érysipèle du cuir chevelu provoque des phénomènes plus graves que celui des membres, mais c'est toujours l'érysipèle. L'œdème du pharynx se traduit par des symptômes d'un autre ordre quand il a gagné les cordes vocales. Faut-il, pour cela, en faire deux maladies différentes? N'est-ce pas toujours la même entité morbide, l'œdème, qui, semblable à la diphthérite, produit des phénomènes d'une expression différente selon la nature de l'organe attaqué. L'identité étiologique de la diphthérite pharyngienne et laryngienne, leur contagion réciproque, leur filiation presque constante, tout fait déjà présumer qu'il n'y a là qu'une seule et unique affection; mais ce qui, surtout, caractérise et différencie les maladies, ce sont les lésions anatomiques: de même que l'arbre se reconnaît à son fruit, la maladie se reconnaît à son produit pathologique. Or, je le demande, y a-t-il l'ombre d'une différence dans les caractères anatomiques de la diphthérite pharyngienne et laryngienne? Le plus habile anatomiste, armé du microscope, des réactifs chimiques, etc., saura-t-il dire si un fragment de fausse membrane vient du larynx ou du pharynx? Le produit pathologique, cette fausse membrane qui, des piliers du voile du palais, a envahi le larynx, a-t-elle donc changé de nature en franchissant la glotte et chacune de ses extrémités identiques sera-t-elle le produit d'une maladie différente? Non, évidemment; mais il est dans la nature des fausses membranes de s'étendre et de gagner de proche en proche toute l'étendue des voies respiratoires, comme il est dans la nature du feu de consumer tous les éléments combustibles qu'il rencontre. Eh bien! à quelques millimètres de l'endroit où l'on voit apparaître les fausses membranes, se trouve un conduit étroit qui donne passage à l'air : si les fausses membranes y arrivent, l'enfant est presque nécessairement perdu. Ne faut-il pas se hâter d'anéantir le mal dans son foyer avec le même empressement qu'on éteindrait dans un navire un incendie allumé tout près de la Sainte-Barbe? Que de morts sont le fruit d'une temporisation maladroite. Je n'en veux citer qu'un exemple : le docteur R. (9e observation de M. Bretonneau), observa, sur son fils aîné, le début de la diphthérite qui céda si facilement à deux ou trois applications caustiques, qu'il crut s'être exagéré le danger de la maladie. Quelques jours plus tard, un autre de ses enfants, âgé de huit ans, parut moins gai. Le docteur remarqua un gonflement à l'angle gauche de la mâchoire : la tonsille tuméfiée offrait des fausses membranes. L'enfant n'accusait pas de douleur. La tonsille ne fut touchée que dans une très-petite étendue et avec un mélange très-faible d'acide et de miel. Le lendemain, le croup était complétement déclaré et fut mortel. Après de pareils faits (et ils sont nombreux), que m'importe à moi, que des faiseurs d'entités morbides, disent que j'ai guéri une angine couenneuse et non le Croup, parce qu'il leur plaît de donner des noms différents à ce mal redoutable, selon les parties de la muqueuse respiratoire où il est arrivé? Cela m'est tout aussi indifférent que si, à un incendie que j'aurais eu le bonheur d'éteindre, on donnait différents noms selon la nature et l'étendue de ses ravages! Quand les fausses membranes auront dépassé le larynx qu'on cesse donc aussi de donner à la maladie le nom de Croup. Ce sera, pour être conséquent, dans le même mode de langage, une trachéite membraneuse, puis une bronchite membraneuse, puis..... Eh bien! l'enfant sera mort de par les subtiles distinctions de la scholastique, de par la puissance fatale d'un mot, quand un autre mot, le mot Croup, eût pu le sauver en retentissant au cœur de sa mère comme un tocsin d'alarme.

2me PROPOSITION. — *La connaissance de ces deux périodes est de la plus haute importance, parce que le Croup guérit facilement dans la première période par un traitement topique energique ; tandis que dans la deuxième période, ce traitement, bien qu'il soit encore le meilleur, échoue souvent et qu'il ne reste plus alors que la ressource incertaine, mais précieuse encore, de la trachéotomie.*

C'est encore une erreur bien généralement répandue et bien fatale que de regarder le Croup comme une maladie nécessairement mortelle. Il en résulte que, dès que le médecin a prononcé le mot Croup, il trouve souvent dans les familles un découragement qui va jusqu'à repousser tout traitement, parce qu'on le regarde comme complétement inutile. Eh bien ! c'est pour moi une conviction profonde et basée sur des faits, une conviction que je voudrais faire partager à toutes les mères, qu'un traitement topique énergique est presque toujours couronné de succès *quand il est employé dans la première période.* Une cautérisation pratiquée hardiment, largement, non-seulement sur les fausses membranes, mais au-delà, et surtout à l'orifice supérieur du larynx, empêche le mal de gagner les voies respiratoires. On modifie ainsi la nature de l'inflammation. A une inflammation spécifique et envahissante, on substitue une inflammation traumatique fixe. On exerce là une action analogue à celle du vésicatoire dont on entoure un érysipèle ambulant pour l'empêcher de s'étendre. Sur huit malades traités par moi dans cette période, je n'ai pas eu un seul insuccès. Plus tard, quand le mal a gagné les voies respiratoires, la médication topique me paraît encore la meilleure, bien qu'elle ait beaucoup perdu de son efficacité à cause de son application tardive. Sur quinze malades traités par moi dans cette période, j'en ai sauvé huit ; et, si l'on considère que, dans le nombre des cas malheureux, plusieurs étaient déjà très-avancés dans la deuxième période, que trois avaient une constitution délabrée, il y a lieu d'être satisfait de ce résultat, et je ne pense pas qu'aucune autre méthode soit encore arrivée à ce chiffre.

Pour que cette cautérisation soit efficace, il faut aussi qu'elle soit pratiquée avec un caustique énergique. Le nombre des cautérisations ne peut pas suppléer à leur énergie. Une solution de potasse caustique m'a parfaitement réussi et m'avait paru longtemps devoir être préférée à cause de son action dissolvante de l'albumine ; mais j'ai remarqué que cette cautérisation produit, dans le pharynx, des ulcérations qui persistent quelquefois un certain temps et prolongent la convalescence. L'acide chlorhydrique, dont se sert avec succès M. Bretonneau, présente le même inconvénient et fait, quelquefois, beaucoup tousser les malades. Une solution concentrée de nitrate d'argent jouit de la même efficacité sans offrir les mêmes inconvénients, et l'albumine, coagulée par ce caustique, ne tarde pas à se détacher. La baleine recourbée de M. Trousseau me paraît l'instrument le plus convenable pour porter le caustique aussi loin que possible; car, je le répète, ce traitement ne réussit qu'autant que la cautérisation dépasse les limites du mal. A ce moyen principal viennent s'en ajouter quelques autres, parmi lesquels les insufflations d'alun tiennent le premier rang. Ces insufflations, en effet, quand elles sont bien faites, peuvent pénétrer dans le larynx et changer le mode inflammatoire au-delà des limites que le pinceau recourbé peut atteindre. J'y joins les frictions mercurielles belladonisées qui augmentent et fluidifient les sécrétions buccales en modifiant la vitalité des glandes salivaires et des muqueuses, et combattent en même temps l'état spasmodique des muscles du larynx; l'émétique à doses fractionnées comme contre-stimulant, etc., etc.

Enfin, quand ces moyens échouent, que l'amélioration n'arrive pas et qu'il ne reste plus que la perspective d'une mort prochaine et inévitable, pourquoi ne pas recourir à un remède douloureux, je le sais; douteux, je le sais aussi, mais qui, pourtant, a sauvé quelques enfants voués à une mort certaine. Pourquoi ne pas ouvrir la trachée ou le larynx? On a, dans le monde, une trop grande frayeur de cette opération. Plusieurs fois j'ai proposé de la tenter, et, chaque fois, j'ai été repoussé(1). Ouvrir la gorge! Couper le cou! N'est-ce pas le moyen le plus sûr de tuer? Non certes, et rien n'est plus faux que cette idée. L'opération, en elle-même, n'offre aucun danger; quand les enfants meurent, c'est malgré l'opération et non point par elle. La trachéotomie est une des opérations les plus innocentes de la chirurgie. Dans les fabriques de céruse, on la pratique tous les jours sur des chevaux pour leur poser des canules à demeure dans la trachée. Jamais ils n'en meurent; ils ne sont même

---

(1) Ce travail était livré à l'impression, quand pour la première fois j'ai obtenu de faire cette opération, qu'un succès éclatant est venu couronner. (Voir pour les détails l'observation à la fin de cet opuscule, page 42.)

pas malades. Pourquoi, quand tout est perdu, ne pas tenter cette dernière chance de salut. Si, d'après la statistique,
sur soixante enfants voués à une mort certaine et presque
agonisants, l'opération en a sauvé dix-huit, ne pouvons-
nous pas espérer qu'elle en sauverait davantage si elle était
pratiquée quand l'organisme jouit encore de toute sa force
vitale et que les fausses membranes n'ont pas encore dépassé le larynx ? Je ne crains pas de le déclarer, si mon
enfant était atteint du Croup, à moins de contre indications
formelles à l'opération, je ne le laisserais pas mourir sans
tenter cette dernière ressource, dussé-je, comme Scouttetten,
l'opérer de mes mains.

Comme, en médecine, les opinions doivent surtout s'ap-
puyer sur des faits, je vais donner brièvement, quelques
observations pour confirmer les deux propositions qui for-
ment le sujet de ce mémoire.

1re Observation.

Croup dans la deuxième période. — Guérison.

15 *décembre* 1849. — Je suis appelé le soir, pour la
petite D., âgée de quatre ans, rue de la Queue-de-Vache ;
cette enfant était indisposée depuis plusieurs jours ; elle
mangeait peu, elle dormait mal, elle avait l'haleine acide,
elle était enchifrenée (première période). Depuis le matin
la maladie s'est considérablement aggravée ; la voix, qui,
jusque-là, avait seulement été voilée, est devenue rauque,
la toux est croupale, la respiration sifflante, l'enfant a eu
plusieurs accès de suffocation, elle est agitée. A l'inspection de la gorge, je trouve *les deux amygdales recouvertes
d'une plaque dipthéritique* (deuxième période).

Cautérisation énergique avec un pinceau recourbé im-
bibé d'une solution de potasse caustique, émétique en
lavage.

16. — Amélioration prononcée : l'enfant a dormi, la
respiration est plus libre ; la voix est voilée seulement, mais
la toux est encore croupale.

Nouvelle cautérisation. — Émétique en lavage, insufflations d'alun.

Le soir, la toux a changé de caractère, elle est devenue grasse, les plaques diphthéritiques ont disparu.

17. — L'enfant est convalescente; plus de plaques dans la gorge, plus de gêne dans la respiration, toux grasse; appétit.

18. — Guérison.

2ᵐᵉ Observation.

Croup dans la deuxième période. — Guérison.

18 *janvier* 1850. — L'enfant P., âgé de cinq ans, rue Neuve-des-Minimes, est malade depuis plusieurs jours. Il se plaint de mal à la gorge (première période). Dans la nuit du 17 au 18 la voix se casse, la toux devient croupale (deuxième période); je le vois le 18 à midi. Il a eu plusieurs accès de suffocation, la voix et la toux sont aphones, la respiration sifflante; *une plaque diphthéritique recouvre l'amygdale gauche et le pilier du voile du palais* Le bord des ouvertures nasales excorié, est recouvert de plaques diphthéritiques, ainsi qu'une petite plaie à l'angle des lèvres.

Cautérisation. — Emétique en lavage. — Insufflations d'alun.

19. — Amélioration de tous les symptômes.
Même traitement.

20. — Nouvelle amélioration.
Même traitement.

21. — L'enfant va de mieux en mieux, et bientôt la guérison est complète.

3ᵐᵉ Observation.

Croup dans la deuxième période. — Guérison.

12 *mars* 1850. — Je suis appelé pour la petite D., âgée de dix ans, boulevart de Guyencourt. Elle a été prise le 9 au soir, d'un léger mal de gorge (première période) qui a augmenté jusqu'aujourd'hui; il n'y a pas eu de coryza. Les ganglions sous-maxillaires sont légèrement tuméfiés, la voix est voilée, la toux croupale, mais rare, la respiration devient sifflante et laborieuse quand l'enfant s'agite (deuxième

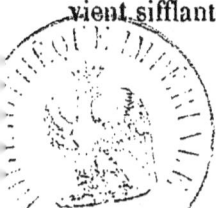

2

période). *Le pharynx offre une large plaque diphthéritique qui recouvre les amygdales et la luette.*

Cautérisation énergique avec la solution de nitrate d'argent; le pinceau ramène des fragments assez considérables de pseudo-membranes. — Tartre stibié en lavage, — insufflations d'alun, — frictions avec la pommade mercurielle belladonisée.

13. — Amélioration; la toux a disparu, la respiration est libre, les fausses membranes n'existent plus que par plaques isolées.

Même traitement.

14. — Encore quelques fragments de pseudo-membranes; ni toux ni oppression; appétit.

Cautérisation et insufflations d'alun.

15. — Il existe à peine quelques parcelles de pseudo-membranes.

Cautérisation.

16. — Guérison.

4ᵐᵉ Observation.

Croup dans la deuxième période. — Guérison.

17 avril 1841. — P. L., âgée de sept ans, rue du Pont-d'Amour, a commencé à tousser et à avoir la voix enrouée (première période). Dans la nuit du 19 au 20, la voix est devenue rauque et elle a eu un accès de suffocation qui a duré une heure (deuxième période).

20. — Je suis appelé. La voix et la toux sont complètement éteintes. La respiration est sifflante et laborieuse, il y a coryza, les ganglions sous-maxillaires sont tuméfiés, *le pharynx est recouvert de fausses membranes;* il n'y a pas encore de cyanose et le pouls est assez bon.

Cautérisation avec la solution de potasse, — 15 centigrammes d'émétique en lavage.

21. — Fausses membranes abondantes dans la matière du vomissement qu'on a gardée; même état. — Il y a eu deux accès de suffocation la nuit.

Même traitement.

23. — Fausses membranes dans la matière des vomissements de la veille. La toux est encore croupale, mais la voix n'est plus qu'enrouée. Il n'y a plus eu d'accès de suffocation; elle a bien dormi et demande à manger. Le pha-

rynx est rouge et présente encore des fragments de fausse membrane assez étendus.

Cautérisation , — bouillon, lait coupé.

24. — Il n'y a pas eu d'accès de suffocation. Elle a bien dormi ; la voix est plus claire et la toux devient grasse par moment. Il y a encore quelques plaques de pseudo-membranes dans le pharynx.

Cautérisation, — 5 centigrammes d'émétique , — soupe le soir.

25. — La toux est tout-à-fait grasse, la matière des vomissements de la veille ne contient pas de fausses membranes , cependant on en aperçoit encore des fragments dans le pharynx.

Cautérisation , — deux soupes.

26. — État général excellent ; le pharynx ne présente plus que de la rougeur et des érosions, suite des cautérisations.

Miel rosat.

Les jours suivans l'amélioration continue, petit à petit, les érosions du pharynx se cicatrisent, mais la voix reste longtemps voilée.

5ᵐᵉ Observation.

Croup dans la deuxième période. — Guérison.

7 mai 1850. — On amène à ma consultation le petit M., âgé de trois ans et trois mois , demeurant rue de la Hotoie. Il éprouve quelque malaise sans phénomènes tranchés. Rien dans le pharynx.

15. — Il commence à vomir de temps en temps la nuit.

19. — Je le vois dans la rue et je conseille la diète et un peu de magnésie calcinée le soir , me proposant de le revoir chez lui pour mieux l'examiner (première période, méconnue faute d'un examen suffisant).

21. — Je le revois, et j'apprends que la nuit précédente il a eu un accès de suffocation ; que la veille, il a éternué plusieurs fois ; et que, depuis la nuit , il tousse d'une toux rauque (deuxième période). Il est pâle et amaigri, il est fortement enchifrené, la voix est voilée et la toux tout-à-fait croupale. Il joue encore, mais il se repose souvent et se plaint de fatigue. Il a à droite, un ganglion sous-maxillaire

engorgé. Les amygdales sont tuméfiées et *recouvertes de pseudo-membranes*.

Cautérisation qui ramène des fragments de pseudo-membranes ; émétique en lavage qui provoque de nombreux vomissements avec expulsion de fausses membranes ; hémorrhagie nasale.

22. — Voix plus altérée ; fausse membrane sur l'amygdale gauche. La respiration devient sifflante et laborieuse au moindre mouvement.

Cautérisation, — émétique en lavage, — insufflation d'alun, — frictions avec la pommade mercurielle belladonisée.

23. — Il n'y a pas eu de suffocation la nuit ; il n'a toussé qu'au moment du coucher. La voix est moins altérée ; le ganglion sous-maxillaire a diminué ; la fausse membrane existe encore à la partie supérieure de l'amygdale droite et moyenne de l'amygdale gauche. Il demande à manger.

Cautérisation, — émétique, — frictions.

24. — La nuit a été bonne quoique l'enfant ait encore toussé d'une toux croupale au moment du lever et du coucher. La voix est encore voilée ; le coryza existe encore ; il y a encore dans le pharynx de petites plaques de fausses membranes ; l'émétique n'a pas excité de vomissements.

Cautérisation, — nourriture liquide.

25. — Nuit bonne ; plus de suffocation ; plus de toux, voix légèrement voilée ; fausse membrane à la partie inférieure de l'amygdale gauche ; appétit et gaieté.

Cautérisation de l'amygdale gauche.

26. — Nuit excellente ; voix à peine voilée ; appétit et gaieté. Les amygdales sont encore tuméfiées et la gauche offre encore une plaque membraneuse à sa partie inférieure.

Cautérisation qui fait un peu saigner et provoque un accès de toux assez violent dû, probablement, à ce qu'un peu de solution a pénétré dans le larynx.

27. — La nuit a été mauvaise ; la voix est cassée, mais les amygdales sont belles et j'attribue ces symptômes à la solution qui aurait pénétré dans le larynx ; cependant, par précaution, je prescris 5 centigrammes d'émétique.

28 — Très-bien. — Guérison.

6ᵐᵉ Observation.

Croup à la deuxième période. — *Guérison.*

R. B., boulevart Baraban, âgée de deux ans, était enchifrenée et toussait depuis plusieurs jours (première période), quand, le 22 août 1850, la toux et la voix devinrent croupales (deuxième période).

23 *août* 1850. — Je suis appelé le 23 août au soir, et j'apprends que, dans la nuit, il y a eu plusieurs accès de suffocation. La voix est éteinte, à moins que l'enfant ne fasse des efforts pour crier. La toux est rauque et presque éteinte; la respiration est sifflante. Il y a de l'oppression quand l'enfant remue. Les amygdales sont considérablement tuméfiées et *complétement recouvertes de fausses membranes, ainsi que la luette et les piliers du voile du palais.* L'état avancé de la maladie laisse peu d'espoir, cependant je cautérise énergiquement et je prescris 5 centigrammes d'émétique à prendre immédiatement, et autant quand la suffocation reviendra, ainsi que des frictions avec la pommade mercurielle belladonisée et des insufflations d'alun.

24. — Les vomissements ont été nombreux, on ne les a pas conservés. La nuit a été meilleure. Il y a eu un accès de suffocation vers le matin et l'on a donné 5 centigrammes d'émétique; je trouve l'enfant vomissant encore et ces vomissements contiennent des fragments de fausses membranes. La toux est encore croupale, mais la voix n'est plus éteinte, elle n'est que rauque. La respiration est plus libre. Les fausses membranes n'existent plus que par petits lambeaux.

Même traitement.

25. — L'enfant a dormi toute la nuit. La voix est à peine rauque. Elle tousse très-rarement. La mère, persuadée qu'elle est guérie, ne veut plus me laisser la cautériser comme je croyais devoir le faire, à cause de la présence de quelques parcelles membraneuses qui existent encore et du gonflement des amygdales. Je cesse mes visites. J'ai appris depuis, que la guérison s'est maintenue.

7me Observation.

Croup dans la deuxième période. — Rechute. — Guérison.

29 *avril* 1849. — Je suis appelé, le 29 avril à midi,
pour la petite F. W., âgée de cinq ans, rue Pavée. Cette
enfant est souffrante depuis trois à quatre jours (première
période). Depuis la soirée du 27, la voix est rauque et la
toux croupale (deuxième période). La respiration est sifflante et très-pénible; cependant il n'y a pas encore de
cyanose et le pouls est bon. *Le pharynx est recouvert d'une
fausse membrane.*

Cautérisation avec la solution de potasse, — émétique
matin et soir.

30. — Même état; pas de fausses membranes dans la
matière des vomissements.

Cautérisation, — émétique qui n'amène pas de vomissements, — deux doses de sulfate de cuivre qui provoquent
quelques vomissements contenant de très-petits fragments
de fausses membranes.

1er *mai.* — La voix est moins croupale, la toux devient
grasse, plus de gêne pour respirer; elle a assez bien dormi.
Le pharynx offre encore beaucoup de fragments de fausses
membranes.

Cautérisation, un décigramme de sulfate de cuivre qui
amène des vomissements contenant peu de parcelles membraneuses.

Bouillon et lait coupé dans l'après-midi.

2. — La voix devient de plus en plus claire et la toux
est grasse. Le pharynx n'offre plus que des parcelles de
fausses membranes. Je suspends la cautérisation.

Miel rosat, — soupe légère.

3. — L'enfant va très-bien; plus de toux; à peine quelques parcelles membraneuses sur les amygdales.

Miel rosat, — deux soupes.

4. — Rechute; je trouve l'enfant très-mal. Elle a été
prise, la nuit, d'accès de suffocation. La toux est redevenue
croupale; le pouls est mauvais, l'enfant est pâle et agitée;
il s'est fait une nouvelle éruption de fausses membranes dans
le pharynx. Quoique conservant peu d'espoir, je fais une
nouvelle cautérisation énergique et je prescris 20 centi-

grammes de sulfate de cuivre en quatre fois. Le soir il y a
une amélioration inespérée.

5. — L'amélioration a fait de nouveaux progrès; l'enfant
a bien dormi ; il n'y a de gêne de respiration que quand
elle s'agite. La voix est toujours croupale.

Cautérisation, — deux soupes.

6. — La voix est encore cassée et la toux croupale ; il
y a encore de la gêne de respiration au moindre mouvement, mais il n'y a plus de fausses membranes dans le pharynx ; les amygdales sont encore tuméfiées.

Cautérisation, — deux soupes.

7. — L'enfant va bien et la convalescence s'établit,
mais la voix reste cassée pendant longtemps.

8ᵐᵉ Observation.

Croup à la deuxième période. — Guérison.

14 *juin* 1851. — Je suis appelé pour la petite D., âgée
de quatre ans, rue du Petit-Faubourg-de-Noyon. J'apprends que, depuis quelques jours, cette enfant était souffrante, enchifrenée et se plaignait de mal à la gorge (première période). La nuit, elle a été prise d'une toux rauque
et de gêne de respiration (deuxième période). Je trouve,
en effet, la voix et la toux croupales ; la respiration devient
bruyante et gênée au moindre mouvement. Les ganglions
sous-maxillaires sont tuméfiés et les amygdales recouvertes
de fausses membranes.

Cautérisation avec la solution de nitrate d'argent, —
frictions de pommade mercurielle belladonisée, — insufflations d'alun, — émétique.

15. — La matière des vomissements contient des fragments volumineux de fausses membranes. Amélioration de
tous les symptômes ; le pharynx n'offre plus que des plaques séparées de fausses membranes. La respiration est plus
libre, mais la voix et la toux sont encore croupales.

Même traitement.

16. — Amélioration. La voix est plus claire, la toux
est grasse. Il reste à peine quelques débris membraneux
dans le pharynx.

Insufflations d'alun, — frictions.

17. — Guérison.

9ᵐᵉ Observation.

Croup arrivé à la deuxième période depuis 4 jours. — Mort.

L'enfant D., rue des Majots, a été pris le 15 juillet 1850, de toux croupale avec accès de suffocation, etc., etc.

16 juillet. — Je le vois au soir, *tout le pharynx est recouvert de fausses membranes grisâtres ;* la suffocation est continuelle ; l'asphyxie est déjà avancée, la voix et la toux sont aphones ; le pouls est petit, l'haleine infecte ; l'enfant est couvert d'une sueur froide. La mort me paraît imminente ; cependant, pour l'acquit de ma conscience, je cautérise, je prescris l'émétique en lavage et les insufflations d'alun.

17. — Je suis étonné de le retrouver encore vivant. La nuit a été moins mauvaise ; dans quelques points, le pharynx est débarrassé des fausses membranes ; la respiration est moins laborieuse. Il est évident que l'orifice du larynx est un peu moins obstrué. J'ai quelque lueur d'espérance.

Même traitement.

Le soir les accidents s'aggravent, et l'enfant meurt dans la nuit.

10ᵐᵉ Observation.

Croup arrivé à la deuxième période depuis trois jours chez une enfant chétive. — Mort.

La petite D., rue des Gantiers, ayant eu déjà plusieurs maladies de poitrine, catharre, fluxion de poitrine, coqueluche, toussant presque habituellement, fut prise le 27 avril 1849, de toux croupale. Les parents, qui l'entendaient tousser fort souvent, ne s'en inquiétèrent pas. Le 28 elle éprouva, par moments, un peu de suffocation. Comme elle continuait à jouer et à manger, les parents ne s'en inquiétèrent pas encore. Le 29, la voix et la toux devinrent tout-à-fait aphones ; les plus violents efforts de toux ne produisent qu'une espèce de sifflement. Elle éprouve une extrême agitation, surtout pendant les accès de suffocation. Je suis appelé le 29 au soir.

29. — Je la trouve dans un état fort grave ; la respiration est difficile, la voix et la toux complétement aphones, la figure pâle et altérée, le pouls petit; *tout le pharynx est recouvert d'une fausse membrane*, et les ganglions sous-maxillaires sont tuméfiés. Bien que n'ayant plus d'espoir, je cautérise et je prescris l'émétique en lavage.

30. — Même état, — même traitement; le soir, la voix revient un peu quand l'enfant fait des efforts pour crier; la toux est restée la même. Les vomissements sont bilieux.

1er *mai.* — Il y a une grande amélioration. L'enfant respire librement, la voix est seulement voilée, la toux devient grasse. Je ne puis arriver à voir le pharynx à cause de la résistance de l'enfant.

Emétique.

Le soir, la voix s'éteint de nouveau; la toux redevient croupale, la respiration sifflante, l'agitation est extrême; elle se découvre continuellement; ce n'est qu'avec beaucoup de peine que j'arrive à pratiquer une cautérisation incomplète à cause de la résistance qu'oppose l'enfant et qui n'est combattue que mollement par les parents découragés.

2. — Même état que la veille au soir, la nuit a été mauvaise; l'enfant repousse obstinément toute boisson; il m'est impossible de voir le pharynx.

Frictions mercurielles belladonisées.

3. — L'enfant est à l'agonie, elle meurt dans la journée

11me Observation.

Croup à la deuxième période. — Enfant chétif. — Mort.

21 *novembre* 1849. — Je suis appelé pour accoucher Mme F. D., rue des Clairons, et, par occasion, elle me prie d'examiner son petit garçon, âgé de cinq ans, d'une constitution très-chétive. Cet enfant avait la voix éteinte et une toux croupale peu fréquente. Son état général était aussi bon que le permettait sa constitution maladive et il revenait même de l'école. Je trouve son *pharynx recouvert d'une fausse membrane grisâtre* et son haleine extrêmement fétide. Je fais part aux parents de la gravité de sa maladie.

Cautérisation avec la solution de potasse caustique, 5 centigrammes d'émétique.

22. — Même état, — même traitement.

23. — Les plaques diphthéritiques ont disparu. La voix revient par moments, la toux est rare et quelquefois grasse ; mais l'enfant est très-faible.

24. — Les fausses membranes ont reparu. La voix est aphone. Faiblesse extrême.

Cautérisation, — bouillon.

25. — L'affaiblissement augmente et le petit malade succombe le 26, sans avoir éprouvé d'accès de suffocation.

12ᵐᵉ Observation.

Croup à la fin de la deuxième époque et succédant à une fièvre muqueuse. — Mort.

6 avril 1849. — Je suis appelé pour la petite S., âgée de quatre ans, rue Haute-des-Tanneurs. Cette enfant, qui est à peine convalescente d'une fièvre muqueuse, est pâle et débile ; elle est malade depuis plusieurs jours. La voix et la toux sont complétement éteintes ; suffocation considérable ; commencement de cyanose, pouls à peine perceptible. *Le pharynx est couvert de fausses membranes.* La mort est imminente.

Je pratique, sans l'ombre d'espoir, la cautérisation ; l'enfant meurt le lendemain.

13ᵐᵉ Observation.

A. *Croup à la deuxième période depuis 3 jours avec cyanose. — Fausse membrane dans le tube digestif.—Mort.*

B. *Croup à la première période. — Guérison.*

A. — 8 avril 1849. — Je suis appelé pour la petite L. S., enfant chétive, âgée de trois ans, Grand'rue de Beauvais. La voix et la toux sont croupales depuis la nuit du 5 au 6 ; elle a des accès de suffocation depuis le 7. Il y a un écoulement nasal abondant ; la déglutition provoque la toux, les ganglions sous-maxillaires sont gonflés ; la respiration est sifflante et il y a déjà un commencement de cyanose ; le pouls est à peine sensible ; *tout le pharynx, y compris les parois postérieures, est recouvert d'une fausse membrane.*

Cautérisation avec la solution de potasse, émétique en

lavage qui ne provoque pas de vomissements. Six heures après, un décigramme de sulfate de cuivre qui n'en provoque que très-peu, mais qui amène des déjections abondantes, contenant une énorme quantité de fausses membranes d'une grande dimension, comme si tout le tube digestif en eût été tapissé.

9. — Les accidents s'aggravent

Nouvelle cautérisation, — émétique en lavage ; pas de vomissements ; déjections de même nature ; mort.

B. — Deux enfants restaient dans la maison, toussant d'une toux catarrhale. J'avais montré au père, homme assez intelligent, les fausses membranes dans le pharynx de son enfant. Je lui recommande d'examiner tous les jours la gorge de ses enfants, pour voir si rien de semblable ne s'y produirait. Je suis appelé le 18 pour l'aîné, âgé de quatre ans. Une plaque diphthéritique recouvre une partie de l'amygdale droite et des piliers du voile du palais du même côté. Les ganglions sous-maxillaires sont tuméfiés des deux côtés ; il y a coryza et l'orifice des narines, qui est excorié depuis quelque temps, est recouvert d'une fausse membrane mince et adhérente. La voix est un peu rauque mais la toux est encore catarrhale. Ici, pas de doute, nous avons évidemment affaire au Croup dans sa première période.

Cautérisation avec la solution de potasse, émétique matin et soir.

19. — La fausse membrane a envahi l'amygdale gauche, les bords du voile du palais et la luette.

Même traitement.

20. — Même état. — Id.

21. — Id. — Id.

22. — Les fausses membranes ne se sont reproduites que par petites plaques : la toux a diminué.

Cautérisation, — émétique.

23. — Même état du pharynx, mais il m'est impossible de vaincre la résistance de l'enfant pour le cautériser.

5 centigrammes d'émétique provoquent des vomissements qui contiennent un assez grand nombre de parcelles de fausses membranes.

Bouillon le soir, — miel rosat.

24. — Le pharynx offre toujours quelques petites plaques diphthéritiques.

Cautérisation, — bouillon, soupe.

25. — Le pharynx présente des rougeurs et des ulcérations, suite de la cautérisation. On aperçoit encore ça et là, quelques petites plaques membraneuses.

Miel rosat, — soupes.

26. — Même état du pharynx ; les plaques ne se sont pas élargies.

Miel rosat, — soupes.

27. — Les plaques ont diminué.

28. — Il en reste à peine.

29. — Il n'y a plus que quelques ulcérations qui persistent encore quelque temps. La voix reste longtemps voilée.

14me Observation.

A. *Croup arrivé à la deuxième période depuis 4 jours, traité par l'émétique à haute dose. — Mort.*

B. *Croup à la deuxième période, traité par l'émétique à haute dose. — Mort.*

C. *Croup à première période, traité par l'émétique à haute dose et la cautérisation. — Guérison.*

A. — Je suis appelé le 7 janvier 1849, à dix heures du soir, pour l'enfant B., âgé de quatorze mois, rue du Puits-Vert.

Cet enfant est enchifrené depuis huit jours (première période) ; il a la voix et la toux croupales depuis quatre jours (deuxième période) ; *tout le pharynx est recouvert de fausses membranes.* J'hésite à faire une prescription, persuadé que cet enfant ne passera pas la nuit. Un praticien avait annoncé à la Société médicale, l'émétique à haute dose, comme spécifique du Croup ; je le prescris, mais sans succès. L'enfant meurt le lendemain matin.

B. — Deux enfants restaient dans la maison. Je recommande aux parents de me prévenir à la moindre indisposition. Malgré cette recommandation, une petite fille tombe malade le 13 et je ne suis appelé que le 17 au soir, alors que les symptômes ont pris une haute intensité ; voix et toux croupales, suffocation, *fausses membranes dans le pharynx.*

Emétique à haute dose, — insufflations d'alun, frictions de pommade mercurielle belladonisée.

18. — La maladie fait des progrès.

Même traitement.

19. — La maladie fait toujours de nouveaux progrès.

Même traitement.

Mort.

C. — Le troisième enfant, âgé de onze ans, tombe malade le 23 à l'école. Le soir il est enchifrené, il se plaint de mal de gorge. On lui donne un bain de pied, il soupe et se couche, et je suis appelé le 24. Je le trouve dans l'état suivant : il ne peut respirer par le nez qui coule continuellement, il a quelque difficulté à avaler ; pas de toux, mais la voix est légèrement voilée. Le voile du palais, les piliers, les amygdales tuméfiés, sont recouverts de fausses membranes. Il y a tendance à l'assoupissement, à peine de la fièvre. Evidemment, il est dans la première période de la maladie qui vient d'enlever ses frères.

Cautérisation avec la solution de potasse, — émétique à haute dose.

A deux heures les fausses membranes ont disparu sans que j'en retrouve de traces dans les matières vomies. La surface qu'elles recouvraient est rouge, saignante, gonflée, il y a de la fièvre.

Le soir, plusieurs taches blanchâtres reparaissent sur cette surface.

Nouvelle cautérisation.

Le 25 au matin, les fausses membranes ont disparu. — Cautérisation matin et soir, et, ainsi, jusqu'au 27, en continuant aussi la potion stibiée et opiacée qui ne fait plus vomir que de temps en temps. La gorge est très-douloureuse, la déglutition fait souffrir, la voix est nasonnée, mais pas rauque.

Le 27, la potion est diminuée à cause de l'assoupissement qu'elle provoque.

Cautérisation. Les fausses membranes ne se reproduisent plus que par petites plaques.

Le 29, la potion est supprimée. Le côté gauche du pharynx est débarrassé complétement ; à droite, l'amygdale présente une surface grisâtre dont quelques points sont blancs et offrent encore l'aspect d'une fausse membrane.

Le 30 et le 31, cicatrisation de cette amygdale.

Le 1er février, la gorge est bien, l'enfant demande à manger, la convalescence est courte.

Les observations 13 et 14 sont précieuses, en ce sens qu'elles montrent la filiation et l'identité de nature de la diphthérite pharyngienne et laryngienne. M. Rufz, dans un mémoire sur une épidémie du Croup, observée à la Martinique en 1837 (*Gazette médicale*, 1845), donne une observation analogue. C'est, d'abord, une jeune domestique mulâtresse, qui est prise d'angine diphthéritique et qui guérit avec des vomitifs. Presque en même temps, sa maîtresse est prise de la même affection et guérit aussi, quoique plus difficilement. Elle était à peine guérie, que trois de ses enfants sont pris simultanément de maux de gorge. L'aînée, âgée de sept ans, n'a pas de fausses membranes, mais un mal de gorge intense avec fièvre, pendant cinq à six jours. La dernière, âgée de trois ans, commence par une diphthérite pharyngienne (première période), qui gagne le larynx (deuxième période) et amène la mort. Le frère, âgé de six ans, commença aussi par offrir des fausses membranes dans le pharynx (première période); la maladie fut enrayée par une cautérisation et l'émétique; mais, quatre jours après, une plaque blanchâtre apparut sur l'amygdale gauche et fut bientôt suivie du Croup confirmé (deuxième période). M. Rufz ajoute : « Il m'a toujours » semblé que les fausses membranes se formaient de haut » en bas, c'est-à-dire qu'elles commençaient par les amyg- » dales et les parois postérieures du pharynx avant de » s'étendre au larynx. »

Passons maintenant aux cas de Croup traités dans la première période.

15me Observation

Croup à la première période, complication de pneumonie.
Guérison.

La petite V. D., rue Saint-Martin-des-Champs, âgée de sept ans, a perdu, il y a peu de temps, un frère, du Croup.

Le 21 septembre 1850, elle avait eu mal à la gorge.
Le 22, la mère y aperçoit quelque chose de blanchâtre et
du gonflement à l'extérieur, elle met des cataplasmes.

Le 25, fièvre violente qui débute par un frisson avec
point de côté. L'enfant ne peut tousser sans crier.

26 septembre 1850. — Je suis appelé et je la trouve
dans l'état suivant : gonflement considérable des ganglions sous-maxillaires gauches; tuméfaction des deux
amygdales; la gauche est recouverte d'une plaque diphthéritique qui s'étend jusque sur la luette; la toux est grasse;
il n'y a ni suffocation ni altération de la voix (première
période du croup). En même temps, il y a une fièvre violente, un point de côté à gauche, et du râle crépitant à la
base du poumon de ce côté (pneumonie compliquant le
Croup). Je prescris des sangsues, l'émétique en lavage, les
frictions mercurielles belladonisées, les insufflations d'a-
lun et je cautérise énergiquement et profondément avec la
solution de nitrate d'argent. Cette cautérisation ramène des
fragments de fausses membranes sur le pinceau.

27. — La plaque membraneuse a gagné le côté droit;
gonflement des ganglions sous-maxillaires du même côté;
même fièvre, même état de la poitrine, même traitement.

28. — La plaque diphthéritique a diminué à gauche,
les ganglions de ce côté sont moins tuméfiés; même état
de la poitrine.

Même traitement; seulement les sangsues sont rempla-
cées par un large vésicatoire sur le côté gauche de la poitrine.

29. — La fièvre a diminué; plus de point de côté;
toux rare; expectoration rouillée, mais facile. A gauche il
reste à peine quelques débris de pseudo-membranes et un
peu de gonflement des ganglions; à droite, la pseudo-
membrane persiste.

Cautérisation qui en ramène des fragments, — potion
kermétisée et opiacée, — frictions mercurielles belladonisées.

30. — Plus de fièvre, crachats muqueux; plus de gonflement des ganglions sous-maxillaires, à peine quelques
débris de pellicules à droite.

Insufflations d'alun, — potion kermétisée, — bouillon,
lait coupé.

1er octobre et jours suivants, convalescence.

16ᵐᵉ Observation.

Croup passant de la première à la deuxième période.—Guérison.

15 *février* 1849.   La petite B. D., rue au Lin, âgée
de trois ans et demi, fait une chute sur le nez ; cette chute
provoque une hémorrhagie nasale considérable qu'on arrête
avec de l'eau froide.

19 — L'enfant éprouve quelques légers accidents qu'on
attribue à cette chute. Elle demande à boire la nuit, elle
est plus pâle qu'à l'ordinaire ; elle a un coryza bientôt
suivi d'une petite toux.

24. — Elle tousse beaucoup la nuit, on lui donne, le
matin, une cuillerée de sirop d'ipéca qui provoque des
vomissements, dans la matière desquels se trouvent quelques stries sanguinolentes.

Je suis appelé et je trouve l'enfant se jouant dans son
lit, demandant à manger, ne toussant plus, respirant
librement, seulement son nez porte encore la trace de la
contusion et ses yeux sont légèrement cernés. J'attribue à
sa chute sa petite indisposition, rien ne me fait penser au
croup, et son pharynx n'est pas examiné.

26. — On me dit que l'enfant a mangé et joué
comme à l'ordinaire ; seulement le soir, après avoir couru
un peu vite, elle a toussé d'une toux rauque et s'est trou-
vée suffoquée pendant quelques instants. La nuit elle a eu
trois accès de suffocation, et, à cinq heures du matin, elle
a recommencé à tousser d'une toux rauque ; en même
temps sa voix était voilée, ce qui était déjà arrivé une fois
ou deux depuis deux jours. Je trouve les symptômes suivants : voix claire, mais nasonnée, pas d'engorgement des
ganglions sous-maxillaires, pas de gêne marquée dans la
déglutition, mais il y a un râle croupal qui augmente
quand l'enfant remue. La toux est croupale et l'examen du
pharynx me montre les deux amygdales tuméfiées, rouges,
et, en grande partie, recouvertes d'une pseudo-membrane.
Sur ma demande, mon ami, M. le docteur A., m'est
adjoint.

Cautérisation profonde avec une solution concentrée de
nitrate d'argent, émétique matin et soir, frictions mercurielles belladonisées, insufflations d'alun.

Après la cautérisation, le râle croupal disparaît; l'enfant respire mieux. Le tartre stibié provoque de nombreux vomissements et quelques selles, suivis d'une dépression profonde.

26. — La nuit a été bonne; seulement, vers deux heures du matin, il y a eu un petit accès de suffocation qui a disparu après une insufflation d'alun. La gorge est mieux, il y a moins de rougeur et moins de gonflement des amygdales, les fausses membranes sont moins étendues.

Même traitement.

La journée est bonne; l'émétique a produit moins d'effet.

27. — La nuit a été excellente; nous trouvons le gonflement et la rougeur des amygdales considérablement diminués. Une seule plaque membraneuse existe sur l'amygdale droite.

Cautérisation, — insufflations d'alun, — lait coupé, bouillon.

28. — La nuit a été bonne jusque vers trois heures. Alors est survenu un peu de fièvre. Le matin nous trouvons l'enfant éternuant beaucoup, l'haleine est acide, la langue rouge à la pointe, la voix un peu voilée. La déglutition provoque de la toux mais cette toux n'est plus croupale; l'amygdale droite est un peu plus tuméfiée et une nouvelle plaque membraneuse s'est développée au-dessus de celle qui existait la veille.

Cautérisation, — lait coupé, bouillon.

1er mars. — Nuit bonne jusque vers cinq heures. Alors un peu de fièvre et d'oppression. Le matin elle a encore éternué; elle tousse en buvant, elle est triste; l'haleine est acide; la voix se voile par moments, mais il n'y a plus de fausses membranes sur les amygdales; la droite est encore plus tuméfiée que la gauche.

Bouillon, — lait coupé, — vermicelle.

2. — La nuit a été bonne. État général bon. L'enfant demande à manger. Il n'y a plus de fausses membranes sur les amygdales, mais elles sont encore rouges et l'haleine acide; petit à petit le pharynx revient à son état normal et la convalescence s'établit franchement.

17ᵐᵉ **Observation**.

Croup à la première période. — Guérison.

21 *avril* 1849. — Je suis appelé pour Mˡˡᵉ C., âgée de onze ans, rue Saint-Leu.

Elle se plaint de mal à la gorge ; la voix est légèrement voilée ; elle tousse ; une fausse membrane recouvre les deux amygdales tuméfiées, le voile du palais et la luette ; les ganglions sous-maxillaires ne sont pas tuméfiés.

Cautérisation avec la solution de potasse, — émétique matin et soir.

22. — La matière des vomissements de la veille contient des fragments de pseudo-membrane ; on n'en aperçoit plus que par places sur les amygdales.

Même traitement.

23. — Les fausses membranes n'existent plus que par petites portions ; dans l'intervalle qui les sépare, le pharynx est très-rouge et présente quelques érosions.

Cautérisation moins concentrée.

24. — Il n'existe plus de fausses membranes que sur la luette. Le pharynx est ulcéré, rouge, saignant.

Miel rosat, gargarisme émollient.

25. — Plus de fausses membranes ; même état du pharynx.

Miel rosat, gargarisme émollient. Convalescence.

18ᵐᵉ **Observation**.

Deux cas de croup à la première période. — Guérison.

A. — 9 *août* 1850. — Je suis appelé rue des Vergeaux pour la petite D. M., âgée de cinq ans.

Cette enfant a eu, il y a deux jours, des coliques accompagnées d'une diarrhée qui a cessé, mais les coliques persistent ; il y a un peu de fièvre, du coryza, de la céphalalgie et un peu de mal gorge.

Potion calmante, — cataplasme sur le ventre, lavement émollient.

10. — L'enfant craignant de me laisser examiner la gorge, affirme qu'elle n'en souffre plus. Cependant, dans la journée, la maman ayant trouvé les amygdales tuméfiées,

je suis appelé et je trouve une plaque diphthéritique sur l'amygdale gauche et un peu de fièvre ; du reste, il n'y a point de toux, point de gêne de respiration , point d'alté- ration dans la voix, mais on sent, du côté gauche, deux ganglions sous-maxillaires tuméfiés et douloureux, et un autre à droite , mais insensible.

Cautérisation avec la solution de nitrate d'argent , — frictions mercurielles belladonisées.

11. — La nuit a été bonne ; il reste encore des frag- ments de fausses membranes ; la narine droite ne laisse pas passer l'air ; l'enfant se plaint de souffrir quand elle se mouche, et l'on entrevoit une plaque diphthéritique.

Même traitement.

12. — La nuit a été très-bonne ; il n'y a plus de fièvre ; les ganglions sous-maxillaires sont diminués et moins sen- sibles ; les amygdales sont moins grosses, moins rouges, et l'on n'y aperçoit plus de fausses membranes.

Frictions mercurielles belladonisées , — lait et panade.

13. — La convalescence s'établit franchement.

B. — M. M. Sa sœur, âgée de dix ans, qui, par précau- tion, avait été éloignée de la maison pendant la maladie, rentre le 20 août.

29. — Elle est prise de douleurs de tête et de mal de gorge.

30. — La nuit a été agitée ; il y a de la fièvre ; la voix est nasonnée ; les ganglions sous-maxillaires sont tuméfiés ; les amygdales sont rouges et gonflées ; il y a de la toux.

Gargarisme aluminé, — calomel avec résine de jalap.

31. — Nuit agitée ; respiration bruyante mais sans suffocation ; un peu de toux ; voix légèrement voilée ; les ganglions sous-maxillaires ont grossi et sont dou- loureux ; la tuméfaction des amygdales a augmenté et elles offrent, dans quelques points, une teinte opaline (sept heures du matin). Dans la journée, cette teinte opaline s'épaissit et se convertit en une fausse membrane mieux organisée, surtout à gauche ; mais cette fausse membrane ne présente point, dans toute son étendue, une teinte uni- formément blanche. Certaines portions sont encore opa- lines.

Cautérisation , — frictions mercurielles belladonisées.

1er *septembre*. — La nuit a été très-agitée ; il y a de la fièvre ; la voix est voilée, mais la toux est grasse ; les ganglions sous-maxillaires sont dans le même état ; les fausses membranes qui recouvrent les amygdales, sont tout-à-fait formées.

Même traitement.

La cautérisation ramène des fragments de fausses membranes, mais, dans l'après-midi, elles sont déjà reformées.

Nouvelle cautérisation.

2. — La nuit a été meilleure ; il n'y a plus de fièvre ; les ganglions sous-maxillaires sont diminués mais la voix reste voilée et les deux amygdales sont encore couvertes de fausses membranes.

Cautérisation, — gargarisme aluminé, — frictions mercurielles belladonisées.

3. — Nuit bonne ; pas de fièvre ; voix encore voilée ; même état du pharynx.

Même traitement.

4. — Amélioration de tous les symptômes. Il ne reste plus que des lambeaux de fausse membrane à demi détachés.

Frictions, — gargarisme aluminé.

5. — L'enfant va de mieux en mieux, il ne reste plus que quelques parcelles de fausse membrane à la partie supérieure de l'amygdale droite.

Gargarisme aluminé.

6. — L'enfant va très-bien ; les amygdales et les ganglions sous-maxillaires diminuent de plus en plus, la convalescence marche rapidement.

19me Observation.

Croup à la première période. — Guérison.

16 *avril* 1850. — La petite J. B., place Saint-Martin, est souffrante depuis trois à quatre jours, sans symptômes déterminés ; le 16, elle est plus souffrante, elle a de la fièvre, elle est accablée, elle se plaint surtout de mal à la gorge et de douleurs d'oreilles. A l'inspection de l'arrière-bouche, je trouve les deux amygdales tuméfiées et recouvertes d'une fausse membrane épaisse. Bien qu'il n'y ait encore ni altération de la voix ni toux, le cas me paraît très-grave. Je fais prévenir M. le docteur D., médecin de

la famille, et, en son absence, M. le docteur A., et nous nous trouvons réunis. Nous pratiquons une cautérisation énergique avec la solution de nitrate d'argent et nous prescrivons des frictions mercurielles belladonisées. Après la cautérisation, l'enfant crache un fragment de fausse membrane épaisse et en mouche un autre. Le lendemain nous revoyons la petite malade. Il y a une amélioration remarquable ; il reste à peine quelques fragments de fausses membranes à droite. On continue le traitement, et, le lendemain, tout était fini.

20ᵐᵉ Observation.

Croup à la première période. — Guérison.

M T., rue Saint-Louis, qui, les années précédentes, a perdu déjà trois enfants, du croup, me fait appeler, le 14 février 1851, pour une petite fille âgée de huit mois.

Cette enfant tousse un peu ; il y a un peu de gêne dans la respiration ; elle ne veut pas boire ; la déglutition paraît douloureuse et la fait tousser ; la voix est un peu altérée par moments ; les piliers du voile du palais sont très-rouges et bordés d'un liseré de fausses membranes.

Cautérisation avec la solution de nitrate d'argent.

15. — Il reste à peine un peu de fausse membrane à droite, à la réunion des piliers du voile du palais. L'enfant boit facilement et a recouvré sa gaieté.

Je prescris des insufflations d'alun.

16. — La veille, l'enfant a été très-gaie et les insufflations d'alun n'ont pas été faites.

Les fausses membranes ont reparu dans l'endroit primitif, mais sans gagner.

Cautérisation.

17. — Même état.

Cautérisation.

18. — Amélioration ; le liseré n'existe plus qu'à droite, et les bords de la fausse membrane sont détachés.

Insufflations d'alun.

19. — Les fausses membranes se sont reformées.

Cautérisation.

20. — Il y a encore, à droite, quelques restes de fausses membranes, mais d'un blanc plus grisâtre. L'état général est excellent.

Insufflations d'alun.

21. — Guérison.

Avant de terminer ce Mémoire, qu'il me soit permis de faire quelques citations. Elles prouveront que si les vérités que je défends ne sont point encore universellement admises, elles ont du moins conquis l'adhésion d'hommes assez haut placés dans la science, pour être à l'abri de tout soupçon d'ignorance ou de charlatanisme.

Depuis longtemps déjà, ces vérités avaient été entrevues par les bons observateurs ; mais elles étaient restées vagues, obscures, mal définies, parce que l'on confondait, sous le nom de Croup, plusieurs maladies fort différentes. Royer-Collard, un des juges du concours ouvert par Napoléon en 1807 sur le Croup, écrivait en 1813, à propos du début de cette maladie : « Cet ensemble de phénomènes n'est point encore » le Croup, mais il en est le prélude. Des praticiens, peu » familiarisés avec cette maladie, n'y aperçoivent qu'un » rhume qui exige à peine quelques soins ; mais le prati- » cien accoutumé à le reconnaître, découvre dans ce » rhume quelque chose d'extraordinaire. Vieusseux donne » à ce premier temps de la maladie, le nom d'affection » catarrhale singulière. Sa durée se prolonge jusqu'à six et » huit jours. Le plus souvent bornée à deux à trois jours... » Ce qui importe surtout, c'est de commencer le traite- » ment dès les premiers moments où la maladie s'annonce. » Perdre du temps, c'est tout perdre. Plus on se hâte d'a- » gir, plus le succès est certain ; plus on tarde, moins il » reste d'espoir. *Au début et pendant toute la première pé- » riode, on est raisonnablement fondé à en espérer la guérison.* » Cet espoir diminue beaucoup dans la deuxième période, » il est presque nul dans la troisième. »

On le voit, Royer-Collard pressentait la vérité, et, lui aussi, croit à la curabilité du Croup dans la première période ; mais il faut arriver à MM. Bretonneau et Trousseau pour voir ces vérités nettement et complétement formu- lées. C'est en 1826, dans un ouvrage riche de faits, que M. Bretonneau montre le Croup débutant toujours par les tonsilles, y restant souvent confiné pendant plusieurs jours avant d'envahir les voies respiratoires. « Les recherches » anatomiques, ajoute-t-il, ont appris que, presque tou- » jours, le mal débute dans le pharynx. L'épaisseur et » l'état des fausses membranes dans cet endroit, ne laisse » aucun doute sur le point de départ de l'affection. » Il démontrait, en même temps, l'efficacité du traitement to-

pique par 150 guérisons obtenues à Tours et 9 à Che-
nusson, où, jusque-là, on avait perdu 17 malades sur 17.

Ces points de doctrine ne figuraient cependant que
comme corollaires dans son ouvrage, spécialement destiné
à établir l'identité de l'angine maligne et du Croup. Ils
furent repris et défendus par M. Trousseau, son illustre
élève, admirablement placé comme médecin de l'hôpital
des enfants, pour étudier cette question.

Je ne puis mieux résumer les doctrines du savant profes-
seur, qu'en citant une lettre qu'il m'écrivait à la date du
22 août 1844 :

« Le mal commence, 9 fois sur 10, sur les amygdales
» et la luette et y reste exclusivement confiné pendant 2,
» 4 et jusqu'à 8 jours. Un peu de fièvre, un peu de dou-
» leur, voilà les symptômes.

» Jusque-là on guérit, dans l'immense majorité des cas,
» par un traitement topique énergique, jamais par l'expec-
» tation..... Retenez bien cette proposition : quand un en-
» fant a une fièvre *incertæ sœdis*, regardez la gorge et vous
» éviterez bien des morts.

» Pour la diphthérite pharyngée, cautérisez fort et ferme,
» insufflez de l'alun et vos malades n'auront pas le Croup.
» Quand il y aura des symptômes de Croup sans concré-
» tions sur les amygdales, ayez bon espoir, cela guérit
» souvent tout seul. Quand il y aura diphthérite pharyn-
» gienne, jugez que la mort est à peu près inévitable, et
» trachéotomisez quand vous n'aurez plus rien de bon à
» faire.

L'immense majorité des praticiens ne tarda pas à adopter
la manière de voir de ces deux savants (1), et des observations nombreuses furent publiées à l'appui.—M. Baudeloque,
dans ses comptes-rendus de l'hôpital des enfants (*Gazette
médicale* 1834-1835), nous montre l'angine diphthéritique
s'étendant du pharynx aux voies aériennes, et, pour lui,
« la médication vraiment héroïque, c'est la médication

---

(1) Ce petit travail était terminé quand j'ai lu, dans le compte-rendu
de la séance de l'Académie des Sciences du 6 octobre, quelques mots
de M. Velpeau sur le mode de cautérisation de M. Trousseau. M. Velpeau
ne craint pas d'affirmer que, par cette médication, on sauve la moitié des
enfants atteints du Croup. Je suis heureux de pouvoir ajouter cette
autorité à celles que je cite, et l'opposera ceux qui disent qu'on ne guérit
pas le Croup.

» topique. » C'est qu'en effet, il avait, dans une seule
année, guéri 8 cas d'angine diphthéritique par ce moyen.
—Dans deux cas observés par M. Marotte (*G. m.* 1842), le
Croup débute par le pharynx et guérit par les cautérisations
et l'émétique.— Dans une autre observation, due à M. Thoré
(*G. m.* 1844), l'enfant tousse pendant plusieurs jours et
quand éclate le Croup et qu'on examine la gorge, on trouve
une amygdale recouverte de fausses membranes.—Dans trois
observations recueillies par MM. Siccateau de Courçon (*G.
m.* 1844), Herpin, de Genève (*G. m.* 1847), Robert Latour
(*G. m.* 1847), le Croup débute par le pharynx et y reste
confiné pendant plusieurs jours avant d'envahir les voies
aériennes.

Dans un mémoire adressé à l'Académie en 1834,
M. Boyer (Auguste), affirme « que la diphthérite débute
» presque toujours par les amygdales, et se propage suc-
» cessivement au larynx et à la trachée. ».....

M. Guersent professe à peu près les mêmes doctrines :
« Il arrive souvent, dit-il, que l'inflammation couenneuse
» commence par le pharynx et reste stationnaire pendant
» plusieurs jours avant de se propager dans la glotte.
» Les symptômes d'invasion du Croup sont ordinaire-
» ment ceux d'un catarrhe du larynx..... Tout ce qu'on a
» dit du début brusque du Croup appartient ordinaire-
» ment à des pseudo-croups. Le Croup, proprement dit,
» ne se manifeste jamais sans être précédé d'une petite
» toux catarrhale pendant quelques heures au moins, mais,
» souvent, cette toux est si rare et si légère, que les per-
» sonnes qui entourent le malade, n'y font aucune atten-
» tion.
» Le Croup épidémique appartient toujours à la com-
» plication de cette maladie (angine couenneuse). On n'a
» pas d'exemple d'épidémie de Croup simple. Dans les
» cinq sixièmes des Croups sporadiques, j'ai observé des
» plaques couenneuses dans le pharynx et sur les amyg-
» dales. »

Or, il faut savoir que M. Guersent admet une espèce de
Croup, qu'il nomme Croup muqueux, dans lequel il n'y
aurait pas de fausses membranes dans le larynx, qui for-
merait le sixième des cas observés par lui et qui, pour
nous, est évidemment le catarrhe suffocant des enfants

M. Valleix est plus explicite encore. « Le coryza et le
» mal de gorge, dit-il, ne sont pas de simples prodromes,
» ce sont de véritables symptômes de début; si on explore
» l'arrière-gorge, on voit souvent de petites plaques blan-
» châtres irrégulières..... sur le voile du palais..... les
» tonsilles. On ne peut pas, dit encore ce praticien, éta-
» blir de différence de nature entre ces deux affections
» (l'angine couenneuse et le Croup); tout, en effet, leur est
» commun, excepté le siége et, de plus, elles procèdent
» très-fréquemment l'une de l'autre; » et, plus loin, à
propos des lésions anatomiques, il ajoute : « La concré-
» tion pseudo-membraneuse existe souvent encore, au
» moins en partie, *dans le pharynx et les cavités nasales où*
» *on l'avait vue apparaître*, et, de l'autre, elle se prolonge
» dans la *trachée que, le plus souvent, elle a envahie secon-*
» *dairement.* »

Les praticiens qui n'adoptent pas complétement les opinions de MM. Bretonneau et Trousseau sur l'identité de
l'angine diphthéritique et du Croup, ne peuvent s'empêcher de reconnaître que « la complication la plus fréquente
» du Croup, c'est celle de l'angine pharyngienne couen-
» neuse qui l'accompagne presque toujours et qui, dans
» *la grande majorité des cas, en marque le début* (Andral). »
Or, peut-on dire qu'un symptôme qui, d'après M. Guersent, ne manque jamais dans les épidémies du Croup, qui,
d'après M. Andral, marque ordinairement le début de la
maladie et l'accompagne presque toujours, constitue, à lui
seul, une maladie différente, et, trouverait-on, dans le ca-
dre pathologique, deux autres maladies aussi constamment
accouplées? A-t-on jamais essayé de faire de l'angine scar-
latineuse et de la scarlatine deux maladies différentes?

Enfin, pour le Croup des adultes, il n'y a pas de dissi-
dents que je sache. Si, à cet âge, les fausses membranes
du pharynx ne descendent pas toujours dans le larynx, on
n'a pas d'exemple que les fausses membranes se soient développées d'emblée dans le larynx. M. Carent, dans son
mémoire à l'Académie (*G. m.* 1844), rapporte 7 à 8 cas
dans lesquels la maladie débuta toujours par les fosses
nasales et le pharynx. M. Louis, le savant et scrupu-
leux observateur, professe la même doctrine. Les observations de M. Charceley (*G. m.* 1839), de M. Huguier (*G. m.*
1842), de M. Gustave Dufour (*G. m.* 1847), nous montrent

les fausses membranes débutant toujours par le pharynx,
y restant exclusivement bornées pendant plusieurs jours,
et ne gagnant le larynx que consécutivement. Cette marche du Croup serait-elle donc particulière aux adultes? Non
certainement; mais la période initiale ne saurait passer
inaperçue chez l'adulte, parce qu'il apprécie son état et
provoque l'examen, tandis qu'elle échappe souvent chez
l'enfant inattentif, irraisonnable et qui ne sait pas dire ou
il souffre C'est ce qu'a très-bien remarqué M. Guersent
« Le début du Croup, dit-il, est ordinairement peu alar-
» mant... peu de douleur... peu de gêne de la dégluti-
» tion... la marche de la maladie est assez insidieuse au
» début; *si l'on a affaire à un enfant, par exemple, on pourra ne*
» *point soupçonner l'état de la gorge,* car il ne se plaindra
» pas de la gêne de la déglutition. L'abattement général
» peut être le seul symptôme que l'on observe alors. »

Je m'arrête; ces citations suffisent, je le pense, pour
donner à mes paroles l'autorité qui leur manque; pour
montrer que je ne m'égare pas, solitaire, dans des voies
aventureuses, et que je suis, au contraire, en communion
d'idées avec les hommes placés à la tête de la science médicale.

Puisse cet opuscule, fruit d'une conviction profonde et
d'une sérieuse observation, porter à la fois dans le cœur
des mères, la crainte et l'espérance! non pas la crainte qui
abat, ni l'espérance qui aveugle, mais cette crainte qui
donne l'éveil dès les premiers symptômes, et cette espérance
qui fait accepter un traitement énergique pour un mal qui
paraît encore léger et alors le Croup sera vaincu; car, comme
le dit M. Royer-Collard dans les règles qu'il trace aux praticiens avec la haute autorité de son talent : « Par un trai-
» tement énergique, vous avez presque la certitude d'étouf-
» fer le Croup à sa naissance..... Peut-être des praticiens
» moins éclairés ou de moins bonne foi que vous, vous
» accuseront d'avoir déployé un grand appareil de traite-
» ment contre une maladie qui n'était point le Croup;
» mais la constance de vos succès répondra suffisamment
» à ces reproches, et l'expérience parlera si hautement en
» votre faveur, qu'elle fera taire tous vos détracteurs. »

OPÉRATION DE TRACHÉOTOMIE

PRATIQUÉE DANS LA PÉRIODE EXTRÊME DU CROUP.

GUÉRISON.

La petite M. F. âgée de 5 ans et demi, fut prise le 23 décembre 1851 d'une indisposition qui n'inquiéta point ses parents, parce qu'ils pensèrent n'avoir affaire qu'à un simple rhume. La voix était cassée et la toux rauque. Les jours suivants, les accidents continuèrent. Du sirop d'Ipéca fut administré et provoqua quelques vomissements, mais sans amener d'amélioration, et, dans la nuit du 24 au 25, il y eut plusieurs accès de suffocation. Le 25, la voix et la toux devinrent complétement aphones. Dans la nuit du 25 au 26, la suffocation fut considérable et je fus appelé le 26.

26 Décembre 1851. — Je vois l'enfant dans l'après-midi. Elle offre les symptômes suivants. La voix et la toux sont complètement aphones. La respiration offre à un haut degré le sifflement croupal. Les ganglions sous-maxillaires sont tuméfiés. *Les amygdales et les piliers du voile du palais sont recouverts de fausses membranes.* Il y a un peu de cyanose et le pouls est petit.

Je pratique la cautérisation du pharynx avec une solution concentrée de nitrate d'argent. Le pinceau ramène des fragments volumineux de fausses membranes et provoque l'expectoration de mucosités très-plastiques. Je prescris en outre, 15 centigrammes d'émétique, en 3 fois, jusqu'au lendemain matin, et des frictions mercurielles belladonisées sur le cou.

27 — La nuit a été mauvaise, il y a eu suffocation et agitation considérables. Tous les symptômes morbides sont les mêmes que la veille. Je ne trouve pas de fausses membranes dans les matières vomies.

Je ne parviens pas à pratiquer la cautérisation, à cause de la résistance invincible de l'enfant. Je prescris les mêmes moyens, en y ajoutant les insufflations d'alun.

28 — On vient me chercher le matin, à la hâte, en me disant que la nuit a été affreuse et que l'enfant est à l'agonie. En effet, je trouve l'asphyxie très-avancée. L'enfant est pâle, les lèvres sont cyanosées et le pouls est filiforme. La

respiration est incomplète et presque convulsive : La mort
est inévitable. Dans cette extrémité, je propose aux parents
une douloureuse et dernière ressource: la trachéotomie. L'o-
pération est acceptée ; je m'adjoins mon confrère et ami,
M. le docteur Josse, qui partage mon avis et nous procé-
dons immédiatement à l'opération. L'incision du lacis vei-
neux qui recouvre la trachée donne une hémorrhagie considérable que nous cherchions à arrêter avant d'ouvrir la
trachée ; mais l'asphyxie avait fait de rapides progrès, aug-
mentés encore par les efforts de l'enfant pour se soustraire
à l'opération et par la position que nous avions été obligés
de lui donner pour faire saillir le cou : tout-à-coup la respiration s'arrête, une pâleur livide recouvre la face et le
pouls a cessé de battre. Je fus sur le point de laisser l'opération incomplète, pensant que nous ne tenions plus qu'un
cadavre. Voulant tenter un suprême effort, j'ouvre la
trachée, j'introduis rapidement un dilatateur; mais, hélas !
l'air ne sort pas avec violence, comme cela arrive ordinairement, et la poitrine reste immobile. Appliquant alors ma
bouche sur la plaie, j'insuffle de l'air dans le poumon : une
faible inspiration soulève la poitrine ; puis, après quelques
instants, une seconde, puis une troisième et quelques accès
de toux amènent à l'ouverture des mucosités plastiques et légèrement sanguinolentes, que la toux n'était pas assez
forte pour expulser. Plongeant alors une plume à plusieurs reprises dans la trachée, nous la débarrassons des
mucosités qui obstruaient le passage de l'air ; l'enfant est
placée sur le côté pour en faciliter la sortie ; des pressions
successives sont faites sur le thorax et le ventre pour aider
l'acte respiratoire ; des frictions stimulantes raniment peu-
à-peu la circulation ; un lambeau assez volumineux de
fausses membranes est extrait de la partie supérieure de
l'ouverture, et enfin, deux heures après, la respiration
commence à se faire convenablement par l'ouverture.
L'enfant est ensuite confiée aux soins intelligents de MM.
Avronsart et Goret, Internes de l'Hôtel-Dieu, qui nous
avaient aidés dans l'opération. Vers 2 heures, l'enfant commence à boire et à reprendre connaissance. Un peu de réac-
tion s'établit et la soif se prononce dans l'après-midi. Quelques lambeaux de fausses membranes sont expectorés. Bien
que l'état de l'enfant soit de plus en plus satisfaisant, elle
est si faible que nous remettons au lendemain la cautérisa-

tion du larynx, dont on aperçoit la partie inférieure recouverte de fausses membranes.

29- — La nuit a été assez bonne ; la boisson est avalée facilement, la toux est peu fréquente, l'air entre bien dans les poumons. L'inspiration est large et profonde. L'expectoration qui sort par la plaie est très-plastique et se concrète sur le dilatateur qu'on nettoie sur place avec soin, pour tenir l'ouverture très-libre. Plusieurs lambeaux de fausses membranes ont été expulsés sans qu'on sache s'ils viennent du larynx ou de la trachée. On n'en aperçoit qu'au haut de l'ouverture. Nous cautérisons alors le larynx et le haut de la trachée avec une solution concentrée de nitrate d'argent, et nous prescrivons 15 centigrammes de calomel, en 15 paquets, à prendre toutes les heures, pour amener, s'il se peut, une salivation et diminuer la tendance à la plasticité. Le soir, une nouvelle cautérisation est pratiquée.

30. — La nuit a été assez bonne. L'expectoration est toujours très-plastique, bien que le calomel paraisse avoir amené un commencement de salivation. L'expectoration contient des fragments membraneux qui paraissent être de l'albumine coagulée par le nitrate d'argent. Les fausses membranes qui recouvraient la partie inférieure du larynx et le haut de la trachée n'existent plus que par places. Du reste, l'enfant est très-gaie ; elle nous témoigne, par des gestes expressifs, son bien-être et sa reconnaissance. La respiration se fait bien et le bruit d'expansion vésiculaire du poumon est pur.

Le soir nouvelle cautérisation.

31. — L'enfant va de mieux en mieux et demande à manger. On n'aperçoit plus que quelques fragments de fausses membranes. L'expectoration est encore plastique et se concrète facilement.

Cautérisation. — Bouillon et lait coupé.

1er. *janvier* 1852. — L'enfant est toujours très-bien. La respiration est bonne ; quand on bouche l'ouverture de la trachée, l'air passe par le larynx. La déglutition des liquides commence à faire tousser, et il en passe un peu par l'ouverture. On n'aperçoit plus de fausses membranes, et les mucosités sont moins plastiques.

Bouillon. — Lait coupé.

2. — Même état. Les mucosités qui sortent par l'ouverture ont perdu leur plasticité.

Même régime.

5. — L'enfant va toujours parfaitement. En bouchant l'ouverture, l'air passe librement par le larynx; les mucosités qui en sortent sont normales; l'intérieur de la trachée est rosé. Nous enlevons le dilatateur. L'ouverture de la trachée qui reste béante, est recouverte de taffetas, et un peu d'air et de mucosités continuent de passer en le soulevant. Du reste, aucune gêne de la respiration; mais la déglutition des liquides est toujours difficile et fait tousser beaucoup; nous prescrivons de ne donner à boire que le moins possible.— Potage au vermicelle.

4. — Le mucus expectoré s'éclaircit de plus en plus. L'ouverture de la trachée se rétrécit. L'état général est excellent.

Plusieurs potages au vermicelle.

5. — L'enfant va de mieux en mieux,

Même régime.

Il ne reste plus qu'une petite fistule à la trachée. L'air ne passe par cette fistule, que pendant les efforts de toux. Les mucosités sortent par la bouche.—Gaieté.—Excellent appétit. — Sommeil calme.

Régime de plus en plus substantiel.

10. — L'ouverture de la trachée est complétement fermée. La déglutition des liquides se fait mieux. L'enfant commence à manger des substances solides et sa convalescence marche franchement.

12. — Guérison.

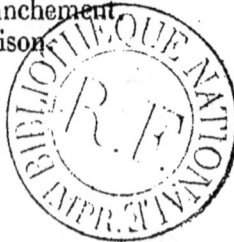

FOLLET,

D. M.

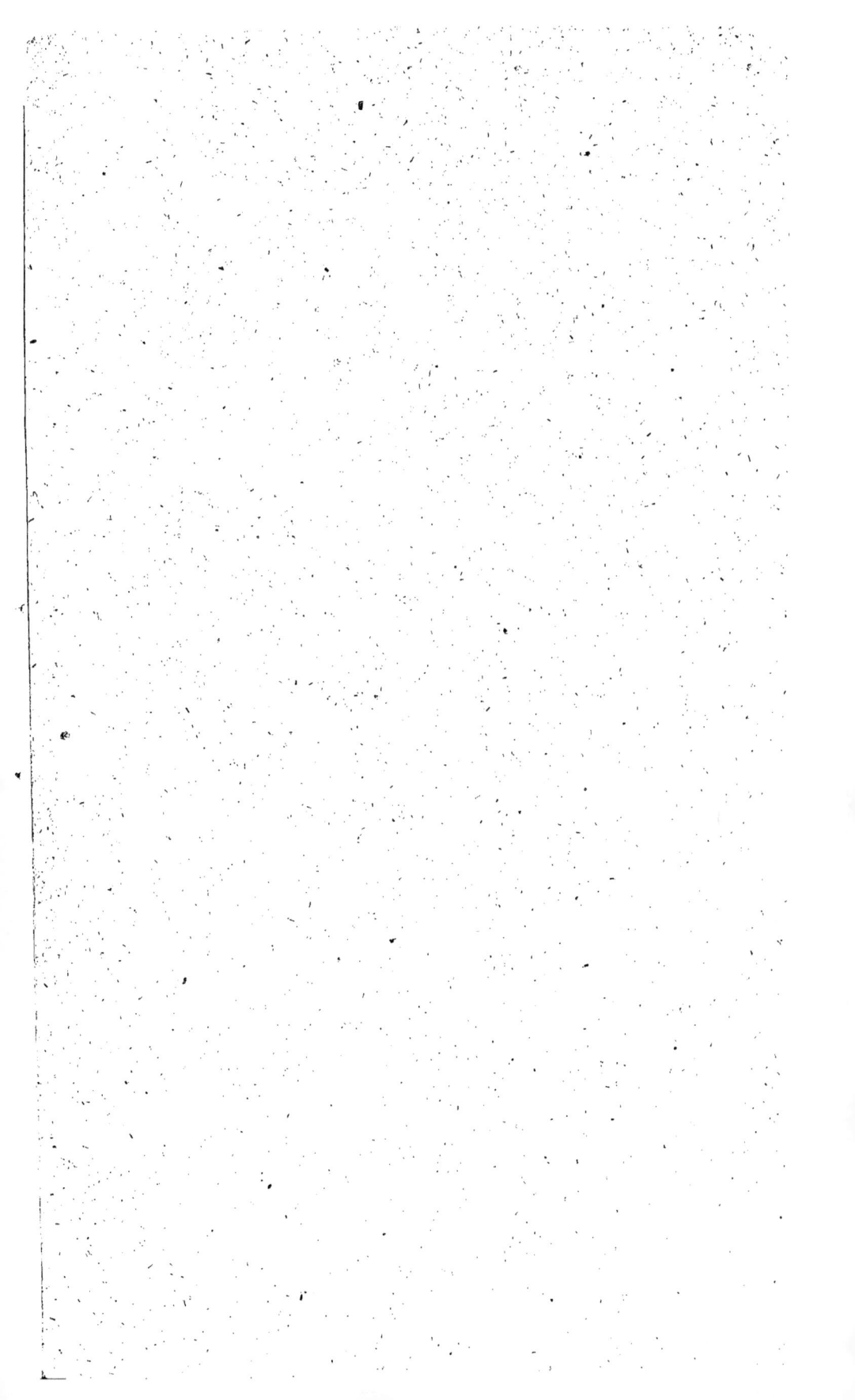

www.ingramcontent.com/pod-product-compliance
Lightning Source LLC
Chambersburg PA
CBHW032313210326
41520CB00047B/3086